T 85
Te 92

RÉVÉLATIONS

SUR

LES PROGRÈS DE L'ART DENTAIRE

PAR

JACOWSKI

DENTISTE.

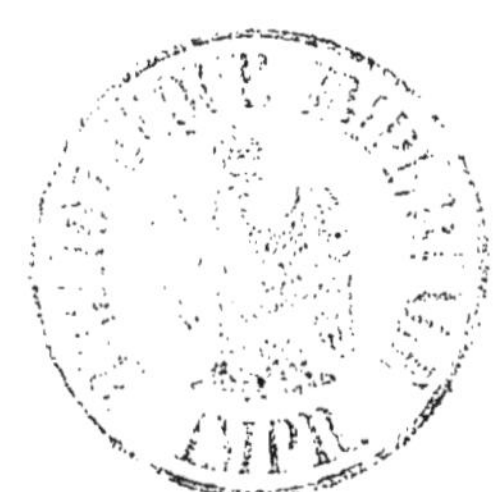

On demandait à Newton comment il avait fait pour trouver le système de l'attraction, il répondit : « C'est en y pensant toujours. »

DÉDIÉ

A Monsieur MAISONNEUVE

CHIRURGIEN A L'HOPITAL DE LA PITIÉ, A PARIS.

4e ÉDITION.

PARIS

EN VENTE CHEZ L'AUTEUR, RUE DE L'ÉCHELLE, 5,

ET CHEZ TOUS LES LIBRAIRES.

1858

PROGRÈS

ET

RÉVÉLATIONS SUR L'ART DENTAIRE.

Tout le monde a gardé souvenir d'un passage du livre qui fit la célébrité de Cervantes, où il est dit qu'il n'y a pas de diamant si beau qui soit aussi précieux qu'une dent.

L'impression que cette pensée produisit sur nous, au lieu de s'effacer, s'aviva de plus en plus avec le temps, et nous détourna de la direction que nous avions suivie jusque-là. Nous comprîmes, en effet, quelle place importante occupait la beauté des dents dans la physionomie humaine, disons mieux, dans les contentements de la vie. Nous vîmes des hommes et des femmes, riches, beaux de traits, élégants de taille, aimables, avenants, pleins d'esprit, et qui, malgré la possession de ces rares avantages, portaient sur leur visage les signes de la tristesse et de la peine.

Cette mélancolie inavouée avait pour cause le mauvais état de la bouche, soit que les dents fussent mal placées, confuses ou mêlées, soit surtout que, par leur disposition, la partie inférieure ou supérieure du visage sortît des lignes et des aplombs symétriques des belles lois de la structure humaine.

Un sentiment sympathique s'éveille à la vue de ces afflictions silencieuses si fréquentes, si multipliées. De là l'idée de nous attacher à l'étude de cette branche de chirurgie qu'on désigne sous le nom de prothèse, qui a pour objet le traitement spécial des dents et des gencives.

Une vocation qui ne manquait pas d'une certaine force d'entraînement avait précédemment concentré le travail de notre esprit et de nos mains dans des œuvres de sculpture. Ce fut une heureuse circonstance, car, à peine notre résolution arrêtée, nous comprîmes que le succès de notre entreprise dépendrait principalement de ces mêmes travaux d'art auxquels nous nous étions livré avec ardeur.

Pour avancer avec sécurité dans la nouvelle voie que nous adoptions, pour progresser, il fallait nécessairement nous rendre compte du point exact où se trouvait l'art dentaire à notre époque et de la valeur vraie des découvertes ou des inventions qui se rattachent à sa pratique. Il nous fallut donc analyser les théories, les traités spéciaux, examiner minutieusement les procédés mécaniques. Plusieurs années furent consacrées à ce labeur persévérant, et après avoir tout vu, tout expérimenté, nous nous sommes promis que la prothèse, ou l'art dentaire, ferait un pas en avant, un pas immense. Aujourd'hui, nous avons la conviction d'avoir atteint le but que nous poursuivions avec une énergique ténacité.

Les déviations générales et particielles des dents, notamment des dents incisives inférieures en dehors, constituent une difformité considérable, contre laquelle, ainsi que l'a remarqué le docteur Candé, l'un des collaborateurs de la *Gazette des Hôpitaux*, tous les efforts de la chirurgie dentaire ont échoué.

« Les traités spéciaux les plus complets, ajoute-t-il, et les plus justement recommandés, parlent à peine de ce vice de conformation qu'on désigne vulgairement sous le nom de *menton de galoche*, et encore moins des moyens mécaniques à lui opposer. » En effet, chaque praticien, à cet égard, se livre à des expérimentations plus ou moins dangereuses. La méthode, ou plutôt la tradition qui prévaut communément — et en pure perte — dans le redressement des dents, est celle qui a recours au bâillon.

Dans les cas les plus simples on emploie de dix-huit à vingt grammes d'or ou de platine pour faire cet appareil, que le patient est condamné à subir pendant des mois et même des années, souvent sans résultat heureux. En aucun cas, du reste, on ne pouvait réformer le menton avancé ou menton de galoche.

Est-il nécessaire d'insister pour faire ressortir les incommodités nombreuses de ces bâillons, véritables instruments de supplice; ils rappellent le caractère de la vieille barbarie, et par leur volume et par leurs effets. Leur grosseur obstrue la bouche; par leur poids, ils déterminent des ulcères et des aphtes; par leur frottement contre les dents, ils font dévier les unes, alors même qu'on demande à leur action de remettre les autres en place.

Et cependant tel est l'unique agent auquel les praticiens actuels s'adressent pour combattre les déviations dentaires, qui parmi les accidents graves , les désordres de la bouche, occupent non-seulement la première place , mais sont aussi les plus fréquents.

Les déviations , il importe de le dire , ne nuisent pas seulement à la beauté du visage , à l'euphonie de la voix , à l'élégance de la diction , mais elles sont une cause de souffrances cachées , de phénomènes physiologiques dont le diagnostic échappe malheureusement souvent à ceux qui n'ont que la routine de la médecine.

M. Martin Lauzer, ancien chef de clinique de la Faculté de médecine à l'Hôtel-Dieu de Paris, cite, dans son *Journal des Connaissances médico-chirurgicales*, un fait extrêmement curieux qui vient à l'appui de notre assertion.

« Un jeune homme fut pris , vers treize ans , de douleurs de tête vagues , passagères d'abord , et qui devinrent presque continuelles , après plusieurs mois. C'était plutôt un malaise qu'une souffrance , mais cet état pénible amenait le dégoût du travail et souvent aussi de tout amusement. Ces maux de tête revenaient irrégulièrement à toute heure du jour.

» Plusieurs médecins furent consultés ; beaucoup de traitements furent faits ; l'état du malade restait le même et durait depuis près de deux ans.

» Enfin , un médecin , chargé de suivre régulièrement la maladie, donna la consultation suivante :

» *Diagnostic.* Tumeur fibreuse de la dure-mère.

» *Traitement.* 1º Un double cautère à la nuque, que l'on remplacerait par un séton ;

» 2º Un purgatif tous les quatre jours ;

» 3º Un vomitif tous les quatre jours , qui alternerait avec le purgatif ;

» 4º Une saignée ou une application de sangsues tous les quinze jours.

» C'était, aux exutoires près, le traitement indiqué par Valsalva dans les cas d'anévrisme de l'aorte , et que l'on a quelquefois employé dans les cas d'hypertrophie du cœur.

» Le malade fut envoyé avec cette consultation près de Bertin , de Rennes , dont la réputation était alors en grand retentissement dans tout l'ouest de la France.

» Bertin avait interrogé et examiné le malade avec le plus grand soin sans trouver la cause de cette céphalalgie ; quand il lui fit ouvrir la bouche, voici ce qu'il observa : les dents étaient mal rangées, leurs bords chevauchaient l'un sur l'autre ; de chaque côté et à chaque mâchoire une dent était cariée ; c'étaient les quatre premières grosses molaires.

» Je ne serais pas étonné, dit Bertin, que les maux de tête de ce jeune homme vinssent d'une dentition difficile et de l'irritation produite par l'entremise du nerf dentaire jusque sur l'encéphale. L'emplacement est trop petit pour les dents, et leur serrement en a fait éclater quatre, qui, ayant paru ensemble, se sont trouvées dans la même situation. J'engage donc à faire extraire ces quatre mauvaises dents, avant de faire aucun autre traitement.

» Quant à la consultation ci-jointe, je n'ai que deux mots à dire : la maladie que l'on suppose n'existe pas ; en second lieu, si elle existait, comme elle est incurable, le traitement serait encore inutile. »

« Le doute qu'avait semblé manifester Bertin n'encouragea pas le malade à faire extraire ses mauvaises dents ; il continua à souffrir plusieurs années. La carie augmenta ; il survint des névralgies dentaires. On fit extraire une des dents, puis les autres tombèrent par morceaux, et ce ne fut que vers l'âge de vingt-trois à vingt-quatre ans que les dernières racines furent extraites et que les maux de tête disparurent complétement, après avoir duré près de dix années. »

Il résulte un enseignement utile de ce fait, que nous avons rapporté dans ce but avec quelques développements, c'est que la sollicitude des parents devrait se faire un devoir rigoureux de conduire leurs enfants chez un dentiste spécialiste et habile, à l'époque où le travail de la seconde dentition commence à se manifester.

Il importe non moins d'appeler l'attention des familles sur les inconvénients qui résultent de la précipitation que plus d'un praticien met à extraire les dents à la première douleur dont se plaint un enfant ou à la moindre apparence d'une altération. Souvent, nous le prouverons tout à l'heure, la cause réelle de la souffrance n'est pas l'effet d'une maladie purement locale ; très souvent aussi, l'altération dont la dent est atteinte est d'une nature plus bénigne qu'on ne croit. A cet égard, nous pouvons affirmer que, sur dix cas, le mal pris à temps, bien traité, peut être guéri sans extraction ; mais, pour trouver la cause, il faut se donner la peine de la chercher, et c'est ce qui n'arrive pas toujours.

Nous n'hésitons pas, dans l'intérêt particulier des enfants

par exemple, à signaler l'inconvénient qui nous paraît résulter de l'habitude qu'ont certains chefs d'institution d'attacher à leur établissement un dentiste à l'année. Assurément, notre observation ne s'adresse pas aux hommes consciencieux à qui cette sorte de surveillance par abonnement est confiée ; mais, à côté des praticiens sérieux, combien ne s'en rencontre-t-il pas dont les uns sont imbus du préjugé que toute dent gâtée ne saurait être sauvée, et les autres, pour s'épargner l'étude attentive et la peine de suivre la maladie dont la dent est affectée, ont recours à l'extraction pour en finir au plus vite avec leurs obligations.

Il y a des causes nombreuses qui déterminent les douleurs de dents. La carie a des degrés divers, le ramollissement, l'inflammation des gencives et le kiste figurent parmi les plus actives. — Ce sont là des parties essentielles de ce que nous appellerons la *pathologie dentaire*, dont tout dentiste éclairé doit nécessairement se préoccuper. C'est en possédant cette science à fond qu'il combat, avec succès, les dents chancelantes, dont les exemples sont si fréquents, et notamment le kiste (ou fistule), cette affection rebelle, jusqu'ici, aux traitements routiniers de l'art médical.

Enfin, nous dirons qu'il importe surtout de recourir promptement à la consultation, — afin d'y porter remède, — lorsque les dents de l'enfant sont trop serrées, car, en se gênant mutuellement, elles finissent toujours par s'endommager.

Nous avons été très souvent consulté sur ce point, et il n'est pas une seule de nos tentatives de redressement qui n'ait complétement réussi, quelle que fût, d'ailleurs, la complication du désordre qu'il s'agissait de combattre. Notre mode d'opération est d'une simplicité, d'une promptitude telles, qu'il obtient en quelques heures des résultats qui demandaient autant de jours, et nous avons réalisé en quelques jours ce qui ne pouvait s'accomplir qu'à la suite de plusieurs mois.

L'efficacité de ce système ne se fait pas éprouver exclusivement dans les accidents dentaires de la jeunesse ; nous avons fait céder les cas les plus rebelles, tantôt chez des sujets en pleine virilité, tantôt chez des personnes âgées.

Non-seulement nous avons modifié l'aspect des dents, mais la conformation maxillaire, au point d'opérer une métamorphose complète de la physionomie. Des hommes d'une grande honorabilité de caractère et d'une compétence médicale indiscutable ont attesté, après en avoir vu l'application, que l'appareil dont nous étions l'auteur marquait un immense progrès dans le traitement orthopédique des déviations congéniales des dents.

« Nous avons vu, dit le docteur Candé, fonctionner cet appareil, 1° sur une jeune fille nommée Louise Gebel, âgée de quatorze ans; elle avait la mâchoire inférieure superposée à la supérieure. L'application de l'appareil a duré quatre jours, au bout desquels ce vice de conformation avait entièrement disparu;

» 2° Sur sa jeune sœur, âgée de douze ans ; celle-ci avait de plus la dent incisive supérieure déviée en dedans, et en quinze jours, le résultat ne laissait rien à désirer ;

» 3° Sur la nommée Pauline Garchs, âgée de quinze ans ; elle avait une grande et une petite incisive de la mâchoire supérieure fortement déviées en dedans, et, en outre, une canine inférieure dans le même état. Cette double déviation, qui aurait été une difficulté insurmontable à *l'aide des appareils connus jusqu'ici*, a été vaincue en trente jours (1). »

Après ces sérieuses appréciations de nos travaux, qu'on nous permette d'exposer au sourire sceptique de quelques personnes, et à la réflexion du plus grand nombre, un épisode dont la comédie de genre pourrait peut-être tirer parti.

Un jour, un Anglais se présente dans notre cabinet. Sa mâchoire offrait un aspect très accusé de difformité; les deux maxillaires ne coïncidaient pas ; la partie inférieure était d'autant plus proéminente que la rétroïtion de la partie supérieure était marquée; ses dents avaient des orientations croisées, elles se déjetaient en avant et en arrière.

— J'ai entendu parler de vous en Angleterre, nous dit-il, et je viens vous demander d'user de tout votre savoir pour réparer les torts de la nature à mon égard. Non-seulement j'ai hâte d'en finir avec une difformité, mais j'ai peu de temps à moi, mon séjour à Paris étant très limité. — Combien vous faut-il de temps pour rendre symétriques mes dents et ma mâchoire?

A notre réponse, nous vîmes briller sur son visage l'expression de la surprise et celle d'un grand contentement.

---

(1) Plusieurs autres faits, qui ne peuvent trouver place dans une simple note, aussi remarquables par la promptitude du succès que par la simplicité et l'innocuité de l'application, ont été mis sous les yeux de MM. Ermann, Sédillot et Hergott, professeurs de la Faculté, chargés de faire un rapport favorable sur ce nouveau système de redressement des dents.

Dr CANDÉ.

— Dix jours me suffisent, s'il le faut absolument, lui avais-je dit.

Aussitôt nous nous mîmes à l'œuvre de ce redressement formidable et, pour ainsi dire, de cette transfiguration.

A l'expiration du délai qui avait été convenu, une métamorphose complète s'était opérée en lui. Il nous quitta, et nous ne le revîmes plus.

Au bout de trois mois une lettre nous arriva d'Amérique, une lettre de notre inconnu, pleine des sentiments de la plus vive gratitude, dans laquelle il annonçait qu'il nous devait son salut!!! Hélas! nous avions été le complice d'une évasion. Il s'était précipitamment éloigné d'Angleterre, sous l'appréhension d'un démêlé avec la justice, et il était venu momentanément se réfugier à Paris, pour de là se rendre aux États-Unis. Or, c'est ici que tout l'intérêt romanesque de ce récit se concentre pour nous : quelques jours après qu'il eut quitté notre cabinet pour la dernière fois, il advint qu'il s'était rencontré, dans son propre hôtel, avec un agent de la police anglaise qui, porteur de son signalement officiel, n'avait pu s'assurer de son identité.

Pour revenir au sérieux, des témoignages nombreux, de la nature de ceux que nous devons au docteur Candé, sont entre nos mains; de plus, diverses publications spéciales se sont occupées des procédés dont l'initiative nous appartient, et même de notre personne, en des termes qui sont pour nous, tout à la fois, une cause d'émulation et une flatterie.

Nous recherchons, aujourd'hui, une notoriété plus étendue, par la raison qu'après les joies intimes qu'un esprit studieux rencontre en faisant une découverte utile, celle de propager cette découverte, de la répandre, est incontestablement la plus vive. Elle crée des efforts qui méritent du moins l'appui, le concours et les sympathies du monde.

On demandait à Newton comment il avait fait pour trouver le système d'attraction, il répondit : « C'est en y pensant toujours. » Nous dirons que, depuis de longues années, toutes les forces de notre intelligence, toute la dextérité de nos doigts se sont concentrées exclusivement dans des études qui se rattachent à l'art de la prothèse dentaire. De cette sorte, il nous a été donné d'apporter des perfectionnements dans plus d'une branche de cet art, dans les plus usuelles notamment : la pose des dents artificielles et le mode d'extraction, où tout était à faire. Nous allons en parler.

Les accidents de la vie où l'action des années nous mettent

dans la nécessité de remplacer les dents qui nous manquent par des dents artificielles.

Cette obligation est dictée tout à la fois par les préceptes d'une intelligente hygiène et par les soins de la beauté du visage.

La nature de l'homme est essentiellement complexe : il est né pour l'état de civilisation, et, par conséquent, toutes ses habitudes doivent ressortir de cette loi originelle et concorder ensemble.

La parure du corps appartient à la civilisation, de même que celle de l'esprit. Si la symétrie, l'élégance du costume ont leur raison d'être pour l'homme, c'est-à-dire la décoration du corps dans ses dehors, à plus forte raison l'homme doit-il s'attacher à maintenir toutes les parties de cet ensemble dans l'intégrité de leur éclat et de leur configuration normale.

Les dents artificielles remplissent donc un rôle non moins marqué dans la vie matérielle d'économie plastique de l'homme que dans le charme de ses relations sociales. Et à cause de cela, il importe que les procédés, à l'aide desquels l'art se substitue à la nature, se raffinent et deviennent de plus en plus ingénieux.

Le système de nos anciens praticiens, il faut en convenir, laisse singulièrement à désirer. Ils emploient le crochet et la plaque en or ou en platine, système inhumain, qui consiste à laisser enfoncer dans la bouche toute une quincaillerie qui gonfle et déchire les gencives, empêche de manger et trouble le sommeil.

De là des inconvénients nombreux et très graves. Les aliments, s'introduisant entre la gencive et la plaque qui la recouvre, engendrent un détritus à demeure, dont les exhalaisons et la corruption deviennent, tout à la fois, un danger pour la santé et une cause d'invincible répulsion pour les autres.

L'invention des dents débarrassées de toute ligature et de crochet a fait disparaitre ces funestes inconvénients, mais encore faut-il savoir à quelles mains se confier pour la pose de ces dents, puisque la plupart des praticiens ont remplacé un danger par un péril plus grand encore.

Nous voulons parler des *dents minérales* et des *dents américaines*.

Les *dents minérales* ont été, depuis longtemps déjà, condamnées par l'opinion publique et par les bons dentistes.

Mais qu'a-t-on fait lorsqu'on a vu que les dents minérales

étaient tombées en défaveur? On a fait surgir les dents américaines. C'était une nouvelle étiquette, étiquette trompeuse qui se posait sur la même chose.

Entre les dents américaines et les dents minérales, il n'existe aucune différence ; elles sont formées des mêmes ingrédients : ce sont des dents en porcelaine. Or les mêmes dangers qu'offrait l'emploi des dents minérales existent par conséquent dans celui des dents américaines.

Ainsi, on ne fait usage que de deux sortes de dents artificielles : les unes sont minérales, les autres sont des dents d'hippopotame. Pour se donner le mérite de la découverte, on a cru devoir baptiser de cent noms différents les dents artificielles dont on se servait ; mais toutes ces dents, que le public le sache bien, sont ou minérales ou d'hippopotame, soit qu'on les appelle masticatoires galvanoplastiques, osanores, minérales ou américaines.

Nous n'avons jamais pu comprendre pourquoi on a fait un mystère de cette vérité ; pourquoi sans cesse donner le change au public à l'aide de désignations inexactes? Nous nous rappelons à ce sujet ces prétendues dents végétales qui ont fait aussi leur apparition sur plus d'un prospectus. Ces dents ont disparu... peut-être sous un mot spirituel qui courut dans le temps, et qui rendait justice par un quolibet à leur insignifiance. Les dents végétales, fut-il dit, sont des dents qu'on mange quand on ne peut s'en servir pour manger.

La dent américaine ou minérale, soit de faïence ou de porcelaine, se détache souvent ou se casse ; heureux lorsque la dent en entier se détache simplement de son appareil, car la porcelaine, étant un émail poli, passe sans difficulté dans la gorge.

Mais lorsque la dent se casse, elle s'accroche, par ses arêtes plus ou moins aiguës, soit à la gorge, qu'elle excorie, soit dans les voies digestives, où sa présence est redoutable. Il suffit de consulter les journaux de médecine pour se convaincre que ces accidents sont presque journaliers.

Nous lisons dans une de ces feuilles, qu'à un grand dîner, une dame se mit tout à coup à pousser des cris inarticulés ; on s'empressa autour d'elle ; elle faisait des efforts extrêmes pour rendre un objet qui l'étouffait : elle n'y put parvenir et mourut au bout de quelques minutes, au milieu d'atroces souffrances ; une dent de porcelaine de son râtelier s'était brisée et lui était restée attachée dans les parois de l'œsophage.

Ce n'est pas tout encore : le crochet de la dent artificielle qui enveloppe la dent voisine, pour y prendre un point d'appui, étant de platine ou d'or, et par conséquent d'une matière plus dure, ronge la dent, la brise ou la scie en deux : par une action imperceptible et lente, là où le crochet s'accroche, il produit l'effet d'une lime. Aujourd'hui, le dentiste vous place une pièce de deux dents; c'est bien : hélas! vous le croyez..... Dans quelques années vous aurez quatre dents de moins, et ainsi de suite, jusqu'au moment où vous aurez la mâchoire tout entière perdue.

Nous avons dû reculer devant l'adoption de toutes ces routines, et nous sommes parvenus à n'employer ni ligature ni métal quelconque.

Dans le véritable art dentaire, il y a un principe et un axiome dominant : c'est que toute dent bien ajustée doit tenir d'elle-même. On n'accroche, en effet, que ce qu'on ne peut pas faire tenir par une adhérence intelligente.

Nous n'avons donc pas cherché de secrets nouveaux pour obtenir la pose des dents plus solide, mais nous avons cherché simplement à acquérir plus d'adresse que les autres dans la façon de les poser, et nous sommes ainsi arrivés à un résultat heureux, mais dont le principal mérite est dû en grande partie au travail et à la dextérité des doigts.

Pour éviter la brisure des dents, nous avons résolument adopté les dents d'hippopotame, qui ne sont autres que les *dents osanores* ou *masticatoires* ou à *succion;* et souvent aussi avec grand succès des dents naturelles incrustées dans l'hippopotame.

La dent d'hippopotame, que nous employons, ne se casse jamais; car, dans nos râteliers les plus complets, toutes les dents sont adhérentes à un seul bloc de cette matière, à laquelle l'art de la sculpture donne la forme désirée. Le platine, qui sert dans les autres appareils, chez nous est un morceau d'hippopotame faisant partie de la dent même. Or, l'hippopotame est un corps aussi dur que la dent humaine, ainsi qu'il est démontré par les chimistes; il en résulte donc que les dents ou râteliers d'hippopotame sont aussi solides que les dents naturelles.

Aujourd'hui, les dents minérales ou américaines ne sont plus employées que par les praticiens qui ne sont pas en état de sculpter un bloc d'hippopotame. Ceux-ci, dans leur impuissance, ont naturellement essayé de jeter du discrédit sur l'emploi de cette matière, en disant qu'elle jaunit très vite.

Cela n'est vrai que pour les dents qui sont en faux hippopotame. D'ailleurs, à l'aide d'un galvanisme particulier, qui en vivifie l'éclat, le râtelier sorti de nos mains se maintient sans altération, aussi longtemps que l'on veut et sans que l'œil le plus exercé puisse jamais distinguer que ces dents ne sont pas naturelles, car elles le sont.

Nous n'en avons pas encore fini avec l'indication des usages qui, dans la pratique de l'art, se ressentent encore des grossières ressources et de la barbarie primitive.

Nous avons à parler de la clef employée dans l'extraction des dents.

Jusqu'à présent, cet instrument est le seul dont on se sert dans toutes les opérations difficiles, où l'on croit impossible de donner au davier assez de force pour s'emparer d'une dent au fond de la bouche et l'enlever sans point d'appui.

La clef a un point d'appui qui est l'alvéole : plus la dent est difficile à extirper, plus la clef presse sur ce point d'appui, si bien que, presque toujours, elle brise plus ou moins l'alvéole; il est facile, du reste, de s'en convaincre en examinant de quelle façon fonctionnent la clef et le crochet.

Une dame ayant eu une dent arrachée à l'aide de la clef à crochet, l'os maxillaire a été tellement broyé que, après une fluxion de la gencive, la figure entière s'est gonflée, et que l'on a été forcé d'extraire, pendant plusieurs mois consécutifs, et morceau par morceau, toute une partie de l'alvéole qui avait été endommagée.

Les fluxions naissent infailliblement à la suite de ces opérations que l'on peut appeler inhumaines; les os de l'alvéole brisés restent souvent très longtemps sous la gencive et deviennent une cause constante de fluxions dès que le visage subit le contact du froid ou même d'un air un peu vif.

Lorsque l'on enlève une dent avec la clef, le mouvement de rotation, qui n'a lieu que dans un sens, écarte très fortement l'alvéole, c'est alors que nécessairement elle se brise, si ce n'est la dent elle même ; l'alternative est presque infaillible, et si les effets n'en sont pas immédiats, on n'y échappe pas pour cela.

De là naissent des maux de gencives ou d'alvéole dont on cherche vainement la cause; on consulte un dentiste, et celui qui s'est rendu compte de l'origine de vos souffrances se garde

de vous la faire connaître, car lui-même, faut-il le dire ? il se
sert du même instrument, et, comme un autre, brise l'alvéole
ou la dent.

Du moment que ces périlleuses et redoutables conséquences
de l'usage de la clef nous furent démontrées, nous nous fî-
mes une règle de ne jamais recourir, dans nos opérations,
qu'au davier.

Il ne restait plus qu'à façonner, modifier, perfectionner les
daviers, de manière à leur donner la puissance d'arracher les
dents les plus tenaces et les plus profondément enfoncées dans
la bouche. La difficulté était grande : tenter de la surmonter,
c'était entreprendre une tâche ardue. D'abord, il fallut confec-
tionner une sorte de daviers pour les quatre grosses molaires
du bas, et deux daviers pour les grosses molaires du haut,
puis un davier pour les quatre petites molaires du bas et un
pour les quatre petites molaires du haut ; deux daviers pour
les canines et les incisives du haut et un pour les inférieures.

On comprend facilement que le même instrument ne puisse
servir pour les canines et pour les incisives du bas, ainsi que
pour la mâchoire supérieure. Le davier qu'il convient d'employer dans ce dernier cas doit avoir une courbe toute parti-
culière, à cause de la proximité du nez, qui empêcherait la
main et le manche de l'outil de fonctionner librement.

C'est dans l'extraction des formidables dents dites de sa-
gesse que le davier Jacowski devient surtout un utile et bien-
faisant auxiliaire. Dans ces sortes d'opérations, la difficulté ne
consiste pas seulement dans la position des dents, qui se trou-
vent au fond de la mâchoire, mais surtout dans leur adhérence
avec l'alvéole. L'opération, devenant plus rapide et plus sûre,
grâce à l'emploi d'un instrument, pour ainsi dire, spécial et
d'une merveilleuse adaptation, perd son caractère terrifiant,
dont l'imagination s'impressionne.

Dans la fabrication de nos instruments, nous avons dû nous
préoccuper d'éviter qu'ils pussent jamais se saisir de l'alvéole,
et nous avons obtenu cette précision si désirable, qui exclut
tous les accidents si souvent observés à la suite de l'extraction
des fortes dents. Les variations atmotsphériques, les in-
fluences de la température, ni le froid en hiver, ni les pluies
en été, ne sont à redouter après une opération pratiquée à
l'aide de nos daviers.

Nous sommes parvenus à donner à ces instruments le fini
et la précision d'un véritable objet d'art, en les faisant fabri-

quer dans les ateliers de M. Evrard, l'un des plus célèbres mécaniciens de Londres, sur les modèles que nous dessinions, et dont plusieurs fois nous avions modifié la configuration jusqu'à leur perfectionnement. Nous avons poussé notre sollicitude au point que, pour remédier au froid de l'acier, dont le contact produit toujours un frisson involontaire chez les personnes qu'on opère, nous avons fait argenter tous nos instruments.

Le davier qui, dans des mains inexpérimentées et routinières, avait été jusqu'à présent regardé comme un instrument secondaire pour l'extraction des dents, est devenu, grâce à notre initiative, le seul instrument efficace.

Ces considérations, par lesquelles nous avons voulu éveiller l'attention du monde sur quelques points d'un haut intérêt dans la pratique de la chirurgie dentaire, se complètent par une appréciation des procédés auxquels on s'adresse pour la préservation des dents et pour arrêter la carie de celles qui sont menacées de destruction.

Le plombage des dents, sous ce rapport, est d'une incontestable efficacité.

Mais encore faut il savoir ce qu'il y a de bon, de mauvais ou de dangereux dans les divers systèmes qui prévalent.

Jusqu'à ce jour, on a employé, pour prévenir la continuation de la carie, les feuilles de plomb, ou un mastic composé d'argent, de cadmium, de zinc mêlé de mercure. Cette méthode a pour très grave inconvénient, de même que le plombage, dans lequel entre le plomb ou le mercure, de faire noircir les dents.

On emploie encore les feuilles d'or, et c'est l'un des meilleurs systèmes, car la dent ne se noircit pas au contact de l'or; mais lorsque la dent traitée se trouve placée sur le devant de la bouche, la couleur jaune et brillante du métal saute inévitablement aux yeux, de la façon la plus disgracieuse.

En tous cas, l'or, l'argent, le plomb, le cadmium et le mercure, matières employées jusqu'ici, sont toujours visibles, tranchent sur la nuance de la dent, ne sont jamais adhérents à la dent, et pour ainsi dire fondus avec elle par la similitude de la teinte.

Nous avons voulu que là aussi un progrès important pût se produire, et nous nous servons d'une matière à laquelle nous donnons aisément la couleur extérieure de la dent sur laquelle nous l'appliquons. Cette matière ne forme avec elle qu'un seul et même corps de même aspect ; c'est un ciment qui s'attache aux parois de la dent, comme le ciment romain s'attachait à la pierre, et dont l'inaltérable solidité ne fait que s'accroître avec le temps.

Plus d'une observation d'un incontestable intérêt dans la théorie et la pratique de l'art dentaire pourrait trouver sa place à la suite de celles que nous venons sommairement d'indiquer, mais nous avons craint de donner à cet écrit des dimensions qui eussent pu dépasser le temps du lecteur.

Nous avons pensé d'ailleurs qu'il nous serait toujours facile de tenir le complément de nos informations à la disposition de toutes les personnes qui, verbalement ou par lettre, nous consulteraient. Ce que nous souhaiterions par-dessus tout, c'est d'appeler un examen attentif et minutieux sur les méthodes et les procédés auxquels nous devons de si heureux résultats... A cet effet, notre cabinet est ouvert et accessible à la curiosité de tous.

La notoriété étendue que nous ambitionnons n'est pas de celles qui s'obtiennent par une vaine publicité ; c'est celle au contraire qui se manifeste par des progrès réels, par des modifications utiles, et dont la démonstration ou la preuve même anticipée rassure le doute et dissipe les inquiétudes de l'esprit le plus prévenu.

Ces révélations ne seront pas, nous l'espérons, sans attrait pour le public, car tout ce qui touche à une partie quelconque de son bien-être a des titres infaillibles à son attention.

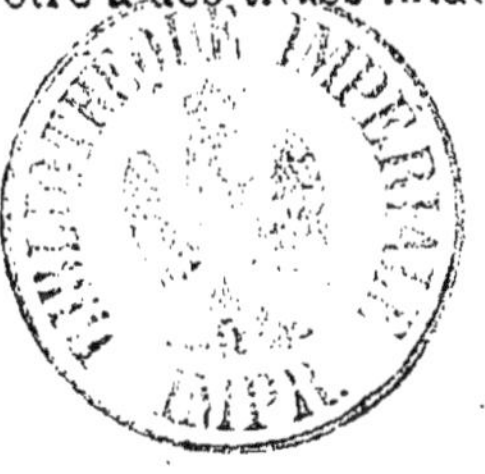

JACOWSKI.

Paris. — Imprimerie de DUBUISSON et C, rue Coq-Héron, 5.

www.ingramcontent.com/pod-product-compliance
Ingram Content Group UK Ltd.
Pitfield, Milton Keynes, MK11 3LW, UK
UKHW020124100726
13658UKWH00005B/2350